## Ausgebrannt und Durchgeknallt

Ich, Lydia, 56 Jahre jung und kein bisschen weiser, habe beschlossen meine Erlebnisse aus dem Burnout niederzuschreiben weil alle die in dieses Dilemma gerutscht sind nicht zu glauben brauchen, dass sie damit alleine sind. Es gibt noch mehr um nicht zu sagen viele. Ich möchte mit meinen Erzählungen den Leuten Hoffnung machen. Das Burnout ist eine Lizenz zum Heulen, zum Nichts tun ect….

Die Erde dreht sich weiter – auch ohne dich – nur für dich steht sie im Moment still. Es gibt einen Ausweg aber nur wenn man ihn sucht.

Ich gehe ganz weit zurück…….. In meiner Kindheit bekam ich von meinen Eltern, die mich liebten wohlgemerkt, eine gute aber strenge Erziehung. Ich hörte von meinen Eltern immer wieder – Mädchen zuerst kommt die Arbeit und dann das Vergnügen. Ich bin ihnen deswegen nicht böse weil sie es ja selber nicht anders erfahren hatten.  Und so war ich immer fleißig und pünktlich und zuverlässig und strebsam, zielorientiert.

Ein Beispiel aus meiner Lehrzeit. Ich war Wirtschaftspraktikantin bei einem Stuerberater. Er war ein sehr netter Chef. Auch meine Kolleginnen machten es mir leicht mich wohlzufühlen. Eines Tages feierten wir Geburtstag und es ging lustig zu. Dabei machte ich die Erfahrung, dass zu viel Alkohol anschließend den Wunsch zum Sterben hervorruft. Wir war so übel. In der Früh musste ich mich schon aus dem Dachgeschossfenster meines Zimmers übergeben. Meine Eltern sollten ja nichts merken. Als ich meinen Vater fragte ob ich ausnahmsweise zu Hause bleiben darf bekam ich zur Antwort: Wer trinken kann, kann auch arbeiten. Es soll dir eine Lehre sein. Doch im Büro hatten sie mehr Mitleid mit mir, schon aus Verständnis weil es einigen anderen auch nicht anders ging. Meine Vorgesetzte schickte mich ins Archiv. Erstens war es dort finster (gut für die Augen), leise (gut für den Kopf) und die Toilette war auch gleich nebenan. Fazit – Ich schwor mir „Nie wieder Alkohol" !

Übrigends wenn sich ein Leser fragen sollte warum ich so groß schreibe - da kann ich nur sagen - es gibt zwei Gründe dafür,

Es gibt viele ältere Leute die schon schlecht sehen.

Ich habe nicht vor 300 Seiten zu schreiben weil ich euch nicht langweilen will. Seht meine Geschichte als Baugerüst. Doch diese Baustelle hat ein Netz das euch auffängt. Na, schaun wir mal wie viel zusammenkommt.

Gut so setzte sich das mein ganzes Leben lang fort. Wenn man jung und voller Energie ist steckt man das locker weg. Ich war ja gottseidank auch eine richtige Frohnatur, lachte viel, erzählte Witze über die ich selber am meisten lachte. Der Witz konnte noch so dämlich sein. Allein durch mein Lachen steckte ich die Leute an. Es war sozusagen mein Lebenselixier. Ich konnte auch gut über mich selber lachen.

Und immer und überall wo ich war mutierte ich zum Alphatier. Das war von mir nie gewollt oder mit Absicht sondern es geschah einfach.

Und dann lernte ich meinen Mann kennen. Es war in einem Lokal das man eigentlich keine Disco nennen konnte aber es wurde getanzt. Es war so eine Art Bar mit Tanzfläche und hieß Hechtendiele. Sehr passend denn da war er mein Hecht im Teich. Es war Liebe auf den ersten Blick. Dieser oder keiner, schoss es mir durch den Kopf.

Ich war verliebt, verlobt, verheiratet und mein Mann und

ich hatten viel Spaß. Die Welt war in Ordnung und es lief alles so wie wir es wollten. Wir hatten beide tolle Jobs und verdienten richtig gutes Geld. Wir hatten keine Kinder und gaben das Geld nur für uns alleine aus. Vom Sparen hielten wir wenig. Wir wussten auch beide dass wir keine eigenen Kinder bekommen werden und hatten uns damit abgefunden.

Wir bereisten viele Länder. Hatten tolle Hobbys wie Reiten, Fischen, Modellbau, nächtelanges Kartenspielen mit Freunden.

Doch mit der Zeit stellte sich die Sehnsucht nach einem Kind so massiv in den Weg, dass wir dann auch eine Adoption in Erwägung zogen. Jeder der eine Adoption hinter sich hat weiß was das für eine Prozedur ist. Da ist die ELGA-

Akte harmlos dagegen. Wir warteten vier ganze Jahre. Es wurde geschaut ob wir genug verdienen, ob wir genügend Platz haben und auch das Alter spielte eine Rolle. Keinerlei Fragen über die richtig wichtigen Dinge wie: Lieben sie Kinder oder aus welchen Gründen möchten sie überhaupt ein Kind. Werden sie für das Kind gut sorgen. Werden sie es lieben. Ein Kind ist nicht immer nur lieb und klein und brav. Werden sie dem gewachsen sein uvm…… Das sind für mich wichtige Fragen.

Wir sagten der Behörde dass wir sehr flexibel wären, wir nehmen auch ALF (Ausserirdischer) – ich hoffe den kennt jeder. Das war natürlich ein Späßchen am Rande. Wir mussten uns ja aufheitern. Nein Spaß beiseite wir wollten einfach ein Baby. Nicht einfach so aus einer Laune heraus. Es war unser beider Wunsch ein Kind in den Armen zu halten, es aufwachsen zu sehen, sich an dem Kind zu erfreuen und es zu lieben und zu verwöhnen. Es fehlte irgendwie das Salz in unserer Suppe. Es fehlten die unzähligen Möglichkeiten sie zu würzen.

Unser Warten hat sich gelohnt. Wir bekamen das allersüßeste Baby der Welt mit langen, schwarzen Haaren und großen, dunklen Kulleraugen. Wir waren so glücklich. Jetzt war unser Leben perfekt. Jeder der Kinder hat weiß wie viel einem so ein kleiner Engel gibt aber auch abverlangt. Auf das gehe ich jetzt nicht weiter ein, denn sonst stellt sich das zweite Burnout gleich hinten an. Ein paar große Nervenkiller werde ich später trotzdem erwähnen. Vielleicht sehen sie sich selber darin oder können es sogar noch topen.

Man sagt zum Baby – ich hab dich zum Fressen gern und wenn sie dann in die pubertäre Phase eintreten tut es einem leid es nicht gefressen zu haben. Da werden die Nerven zum ersten mal so richtig auf die Probe gestellt. Es läuft nach dem Ausschlussverfahren ab – schaffst du es oder schaffst du es nicht. Wir kamen zum Schluss dass eine Eule sie uns ins Nest gelegt haben muss denn sie schlief nachts nicht. Was zur Folge hatte dass wir auch nicht schliefen. Wir hatten im Schlafzimmer einen Teppichboden und da war der Pfad wo wir nachts immer gingen schon ziemlich ausgetreten. Ich, flexibel wie immer, konnte sogar schon im Stehen schlafen.

Mein Mann übernahm wenn er merkte, dass ich nicht mehr konnte. Das Fläschchen musste Minimum 3 x aufgewärmt werden. Sie hatte anscheinend immer Bauchweh und schrie viel. Doch die Nacht war immer zu lang und auch wieder zu kurz. Stefan musste ja schließlich früh raus und er sollte möglichst ausgeschlafen sein. Er musste viele Kilometer im Auto zurücklegen, mit vielen Leuten reden, Telefonate führen, Bestellungen machen und vieles mehr und auch beim Autofahren gut aufpassen um wieder heil nach Hause zu kommen.

Eine ganz schlimme Geschichte muss ich euch unbedingt erzählen:

Wir waren bei unseren Freunden und unsere Tochter blieb dort über Nacht damit wir uns einmal ausschlafen konnten. Sie war damals zweieinhalb Jahre alt. Sie ist im Sternzeichen Löwe und wusste immer schon was sie will. Sie wollte nach Hause zu uns. Sie schaffte es den versteckten Schlüssel zu finden, die schwere Holzhaustüre zu öffnen, die ich manchmal nicht aufbrachte, und machte sich barfuß, mit ihrer Stoffpuppe namens Charly und ihrer Kuschelwindel auf den Weg. Als meine Freundin bemerkte, dass Marie-Christin nicht da war rief sie sofort die Polizei und machte sich auf die Suche. Sie stand die schlimmsten Ängste aus und das schlimmste davon war uns anzurufen um uns dies mitzuteilen. Ihr Schutzengel hatte dafür gesorgt dass sie heil und unversehrt gefunden wurde. Doch die Polizei hatte es nicht leicht mit ihr. Sie stieg weder freiwillig ins Auto ein noch ließ sie sich mit Schokolade ködern. Denn das alles hatten wir ihr schon gelernt. Sie konnte auch bereits ihren Namen und ihre Adresse nennen. Die Polizei staunte nicht schlecht, denn das war weit weg von zu Hause. Wir danken heute noch allen Engeln dass diese Geschichte gut ausgegangen ist.

Der weitere Verlauf, ich nehme an wie beim Großteil der Eltern gleich, war Besuch von Kinderspielplätzen, Kindergartenzeit, Schulzeit. Das ist meiner Meinung nach die schlimmste Zeit, Angefangen damit das Kind zu überzeugen etwas lernen zu wollen. Da gibt es eine Lehrerin oder einen Lehrer der dir ständig sagt was du tun darfst und sollst und das im vorgegebenen Tempo. Kinder sind leicht zu begeistern und von Haus aus neugierig. Doch Spaß darf es nicht machen. Man sagt ja blöderweise immer: Jetzt fängt der Ernst des Lebens an. Da wird begonnen die Angst zu schüren.

Es heißt immer du bist wie du bist. Stimmt nicht ! Man muss sich ständig verbiegen und vom Selbst abweichen. Viele Gründe: Akzeptanz, Dazugehörigkeit usw. Ja-Sager will ich jetzt nicht so krass sagen, das war früher – aber trotzdem immer noch erwünscht. Unser Kind war alles andere als ein Ja-Sager. Die Steine auf ihrem Weg häuften sich. Doch sie nahm das in Kauf und blieb sich selber treu.

Und dann kamen die Elternsprechtage wo man wenn man mit allen Lehrern gesprochen hat statt 1,62 nur mehr 1.50 misst. Man verteidigt sein Kind mit allen zur Verfügung stehenden Waffen, doch diesen Kampf verliert man unweigerlich. Meine Nervenschwächung ist jetzt auf einer Skala von 10 auf 9 abgerutscht. Oje und es kommt noch so viel. Die Pubertät ist die schlimmste aller Lebensabschnitte bei den Kindern. Es gibt natürlich rühmliche Ausnahmen (Blödsinn- der eine früher der andere später). Doch bei unserem Kind traf früher zu. Wir waren verzweifelt, spielten den Ball der Ratlosigkeit hin und her. Wenn der eine nicht mehr konnte übernahm der andere. Die Fragen wie – was haben wir falsch gemacht – hat unsere Vorbildwirkung versagt und vieles mehr.

Ich gebe offen und ehrlich zu – meine Gedanken hätten mich manchmal ins Zuchthaus gebracht. Zur Adoption konnte ich sie nicht mehr freigeben denn das war sie ja schon.

Die nächste Aufgabe bestand darin nicht zu erschrecken wenn sie verschiedenste Typen anschleppte. Der eine sagte gleich Schwiegermami zu mir, zum anderen Mal musste mein Mann einschreiten da der aktuelle Freund gewalttätig wurde. Da flogen die Fäuste und mein Mann stand mittendrin. Er war kleiner als die Burschen und so hatte er das große Glück, dass die Fäuste ober ihm herumschwirrten und er somit ohne Verletzung davonkam.

Beim nächsten Freund kam
Nächtens ein Anruf – Hilfe Papi wir
hatten einen Autounfall und wir
liegen auf dem Autodach, hol mich
bitte ab mir ist eh nichts
Schlimmes passiert. Auch mein
Auto musste dran glauben und
noch ein weiteres. Die Trauer um
mein schönes Auto hatte keine
Zeit. Ist ja nur ein Auto. Kennen sie
die Werbung mit der Bepanthen
Salbe. Die brauchte ich schon
Kiloweise für meine Seele.

Dann kam ein Anruf aus der
Schule (Hbla- Kultur- und
Kongressmanagement) ob wir
ihnen sagen können was mit
unserer Tochter los sei denn sie
kommt schon seit gut 2 Monaten
nicht zum Unterricht. Super dass
wir das schon nach so kurzer Zeit
auch erfuhren. Sie ging zeitig
außer Haus und kam

stundenplanmäßig wieder. Also war für uns klar sie geht zur Schule. Die Schulpsychologin gab uns das Gefühl dass wir so ziemlich die schlechtesten Eltern seien. Autsch, das war ein Schlag ins Gesicht. Anschließend fuhren wir mit dem Rad unter dem Teppich nach Hause. Unsere Nervenschädigung schritt gut voran. Daraufhin beschlossen wir die Psychologen mit Verachtung zu strafen.

Gleich darauf flatterte eine Handyrechnung ins Haus wo uns fast der Schlag traf. Nicht genug, trotz schimpfen und Sanktionen war die nächste Rechnung fast doppelt so hoch. Ich wetterte und schimpfte. Sie braucht kein Handy und wenn dann tut es auch eine Wertkarte. Was half es ? Im Nachhinein ist man immer klüger.

Doch wir hatten das Entscheidendste und unserer Meinung nach das wichtigste richtig gemacht. Wir zahlten ! Lachen sie nicht es kann sie auch treffen.

Wir teilten unserem Kind immer wieder mit, dass wir sie lieben und egal was sie auch anstellt, sie kann immer mit unserer Hilfe rechnen.

Ich hatte das große Glück elf schöne Jahre mit meinem Kind intensiv verbringen zu können. Ich musste nicht arbeiten gehen. Mein Mann verdiente genug. Ich möchte keine Sekunde davon vermissen.

Der nächste große Schritt war der Wiedereinstieg ins Berufsleben. Da war ich gerade 40. Ihr könnt euch vorstellen, dass nach 11 Jahren Pause viel aufzuholen war.

Das hieß für mich – Lernen – Kurse besuchen – Bewerbungen schreiben, Aufnahmetests bestehen, sich gegen jüngere behaupten. Wenn du dann den Job hast musst du erst recht beweisen ob du das alles schaffst. Du musst dich wieder ins Zeug legen, 150 % geben damit du die Arbeit auch behältst. Doch wie allgemein bekannt ist haben wir Frauen ja auch noch den Haushalt und die Kinder nebenbei zu managen. Der Mann ist dann meistens auch noch so dreist und will dich für sich haben. Wenn ich krank war, was sehr selten war, sagte ich zu meinem Mann: Du tust mir leid, jetzt musst du auch noch meine Arbeit übernehmen. Im selben Moment dachte ich mir – bin ich blöd oder bin ich blöd. Er tat mir leid und wo war mein Mitleid für mich. Ich ging schon

seit Jahren über meine Grenzen.
Selbstverschuldet wohlgemerkt.
Ich konnte einfach keine Ruhe
geben.. Mein Mann war immer
schon der Ruhepol in unserer
Beziehung. Wir sind beide vom
Sternzeichen Zwilling und
trotzdem so verschieden.

Ich beneidete ihn wenn er sich
hinsetzte und ein Buch las. Ich
hingegen trieb mich mit meiner
Unruhe, und immer das Gefühl ich
versäume etwas, in immer mehr
Tätigkeiten die sich so anboten.
Zuerst so nebenbei und
schleichend dann fix.

Soweit so gut. Das alles hat
meinem Nervenkostüm insofern
geschadet, dass ich jetzt auf der
Skala von 10 auf 8 abgerutscht
bin. Doch das machte mir immer
noch nichts aus denn ich war ja

noch jung. Für mich hatte ich immer weniger Zeit aber ich war so glücklich dass ich das alles schaffte und trotzdem noch ein bisschen Spaß hatte. Ich bin ja ein positiv-Denker. Wenn mich jemand fragte wie es mir geht sagte ich immer könnte gar nicht besser sein. Das positiv denken ist echt positiv – ich glaubte das was ich sagte. Genial wie man sich austricksen kann. Nur keine Schwächen zeigen! Das tun nur Loser. Ich gab das Ruder nicht aus der Hand.

Doch die Arbeit wurde mit den Jahren nicht weniger sondern immer mehr. Mein Chef sagte damals immer zu mir: Jahrgang 1958 ist der Beste. Mein scherzhafter Kommentar dazu war Südhang, sehr robust, steiniger Boden. 1958 das sollte ein

Kompliment sein, denn er ist genauso alt wie ich, und hatte zum Zweck mich weiter anzuspornen 150 % zu geben. Meine Kollegen schätzten mich sehr weil sie mit jeder Frage zu mir kommen konnten und ich immer bereit war zu helfen. Sie gaben mir immer das Gefühl gebraucht zu werden. Ich Dämlack merkte dabei nicht dass ich aus lauter Nächstenliebe systematisch Arbeiten übernahm und sie mir aufhalste. Es machte mich schon stolz, dass alle zu mir kamen und mich um Rat fragten. Da kam ich mir wichtig vor. Ich konnte einfach nicht NEIN sagen.

Zum Thema Nächstenliebe:  Ich kenne das Gebot „ Du sollst den Nächsten lieben wie dich selbst „. Da hab ich irgendetwas falsch verstanden oder einfach nicht kapiert. Mir ging es immer gut wenn es den anderen gut ging. Eigenliebe – welch egoistisches Wort. Doch mir wurde gesagt, dass wenn du dich selber nicht liebst bekommst du irgendwann die Rechnung präsentiert. Denn Gott hat sich schon was gedacht dabei. Nur wenn es dir gut geht kannst du dafür sorgen dass es auch anderen gut geht.  Deine Seele hat das Recht in einem Körper zu wohnen wo sie sich wohl fühlt. Wenn das nicht mehr der Fall ist gibt sie dir Hinweise die du natürlich aus lauter Pflichtbewusstsein nicht hören willst. Doch wer nicht hören will muss fühlen. Das ist meistens mit großen Schmerzen verbunden. Da sind wir wieder beim Thema verbiegen. Im richtigen Maß mag es funktionieren, doch wenn wir nicht mehr wir selbst sind beginnt sich die Seele zu wehren und folglich auch der Körper. Diese schmerzliche Konsequenz wirkt sich bei jedem anders aus. Bei mir lastete alles auf meinen Schultern.

Ich bin kein Kirchengänger aber ich bin ein guter Christ. Ich schimpfte mit Gott und schrie „Warum Ich"? Ich arbeite wie ein Ackergaul und bin immer für jeden da.

Übrigens den Ackergaul habe ich von einem Schüler in meiner Klasse erhalten. Er erkannte es früher als ich. Sebastian war ein gescheiter Junge, sehr sensibel und immer fröhlich. Er hatte dieselben Vorlieben: Essen, spielen, lachen und große Busen. Ja ihr habt richtig gelesen. Ich hatte eine Kollegin, sie ist mittlerweile in Pension, die war sehr gut ausgestattet. Wenn sie in seine Nähe kam strahlten seine Augen wie Sterne am nächtlichen Himmel und er ließ keine Gelegenheit aus sie zu erhaschen. Er ist leider schon verstorben aber der Ackergaul verfolgt mich immer noch.

Ich muss da jetzt gleich zwischendurch mal was klären. Wenn ich es nicht gleich mache vergesse ich es wieder. Burnout trifft auch Männer – wenn sie so fleißig arbeiten wie wir Frauen. Also Männer fühlt euch nicht ausgeschlossen ich spreche auch für euch.

Wie gesagt: Ich schrie mit Gott doch er blieb still. Er ließ mich selber draufkommen. Er schickte mir viele Engel die als sein Bodenpersonal auf der Erde arbeiten. Das heißt, die wussten

von was ich spreche. Nur der, der
das gleiche erlebt hat, kann es
verstehen. Es müsste meiner
Meinung nach auch Burnout-
Selbsthilfegruppen (Vielleicht gibt
es sie auch schon) geben. Da
kommt man sich dann nicht als
Aussätziger vor.

Ich machte einfach weiter und
ignorierte die Signale die meine
Seele mir schickte. Sie war schon
startklar aus meiner Wohnung
auszuziehen. Es wurde immer
ungemütlicher und immer leerer.
1o Kilo weniger auf der Waage
und mein Lachen blieb aus.

Ich hatte eine neue
Ersatzbefriedigung gefunden. Kauf
dich glücklich hieß das Motto. Ich
wurde zum Schnäppchenjäger.
Das SALE-Zeichen leuchtete in
meinen Augen. Ich brauchte die

Sachen zwar nicht aber das
Glücksgefühl es so billig erworben
zu haben war toll. Das dauerte an
bis ich zu Hause war und dann war
es schon wieder Geschichte.

Die Beschwerden hörten durch die
ständigen Schnäppchenkäufe nicht
auf.

Eines Tages wurde mein Mann von
einem großen Konzern gefragt ob
er sich vorstellen könnte dessen
Leitfigur zu sein. Das angebotene
Einkommen konnten wir zu
diesem Zeitpunkt gut gebrauchen.
Doch der Haken – es war kein
leicht verdientes Geld. Das hieß:
Schminken lernen (Bart ab, sein
geliebter Bart, ein großes Opfer
und er sah so witzig aus ohne)
Zaubern lernen, in ganz Österreich
unterwegs sein und mit vielen
Kindern spielen. Fast bei jedem

Auftritt war ich als Assistentin dabei. Bei den ersten Auftritten hätte ich mich am liebsten im nächsten Mausloch verkrochen. Es war keine leichte Aufgabe für Kinder zu arbeiten, denn sie sind sehr kritisch und sehr ehrlich. Da waren dann noch die Requisiten zu verwalten, das Kostüm sauber zu halten und die Abrechnungen zu tätigen. Rechnungen schreiben war meine liebste Beschäftigung.

Nach einem sehr, sehr anstrengendem Jahr beschloss mein Mann auszusteigen. Er kreierte sich seine eigene Clownfigur. Und so entstand „Camino" der zaubernde Clown. Im Prinzip die selbe Tätigkeit doch er war sein eigener Chef und konnte seine Termine selber machen. Auf jeden Fall nicht mehr so viele. Der Nachteil davon für mich war, dass neben der Assistenztätigkeit auch noch die Buchhaltung dazukam. Meine Nervenschwächung schritt stetig voran.

Erstes Anzeichen war ständiges Kopfweh und Tinnitus. Zweites Zeichen Nackenschmerzen die ich auf meine krumme Halswirbelsäule schob. Dann waren meine Batterien alle und ich war auf der Skale auf 1 abgerutscht. Ich musste auf die Psychiatrie. Das brachte mir allerdings wenig. Denn damit dich mit Medikamenten lahmzulegen ist es nicht getan. Eine ganz liebe Physiotherapeutin, die bei uns an der Schule mit den Kindern arbeitet gab mir den Rat um einen Reha-Aufenthalt anzusuchen. Ich wäre selber nie auf die Idee gekommen und war ihr sehr dankbar für diesen Tipp. Das klappte auch gut und ich kam in mein gewünschtes Ziel. Doch trotzdem nicht leicht für mich, gar nicht leicht.

Man muss sich selber eingestehen dass dieser Schritt von Nöten ist um wieder in sein Leben zurückzufinden. Mein Mann kannte mich als starke Frau und teilte mir mit, dass das gar nicht fair sei ihn so lange alleine zu lassen. Ich war paff. Sofort stellte sich ein schlechtes Gewissen ein. Nach reiflicher Überlegung sagte ich ihm folgende Worte:  Du bist nicht mein Kind. Ich bin deine Partnerin und ich erwarte mir von dir dass du mich unterstützt und mir den Druck wegnimmst, dass ich dich im Stich lasse. So das musste er erst mal verdauen.

Mein Mann liebt mich über alles.
Er überlegte und kam zum Schluss
dass ich recht hatte. Er
entschuldigte sich bei mir und so
konnte ich guten Gewissens
meinen Reha-Aufenthalt antreten.
Ich war zum ersten mal für mich
alleine verantwortlich. Ich konnte
mich nur mir widmen. Das war ein
Gefühl der Freiheit. Ich hatte das
erste mal  Zeit für mich. Mein
Partner fehlte mir und auch
wieder nicht. Ich war im Zwiespalt
– wer ist jetzt wichtiger – er oder
ich? Ich fühlte mich dort
verstanden und bekam viel
Werkzeug zur Hand. Und es ging
mir von Tag zu Tag besser. Ich
konnte dort so viel machen was
mir viel Spaß bereitete. Malen,
Spazierengehen, Basteln,
Massagen, Physiotherapie,
Gesprächstherapie, Stricken und
vieles mehr…….Zum Thema

31

Stricken – es blieb natürlich nicht dabei das Stricken einfach zu genießen. Nein – ich ging in Serie. In den 6 Wochen entstanden 8 Hauben, 1 Schal, 1 Stola. – Habe es wieder nicht begriffen um was es eigentlich wirklich ging.

Ich machte Bauchtanz – ich liebe tanzen. Wieso habe ich es aufgegeben? Ich wusste dass es mir fehlt doch ich hatte einfach keine Zeit dafür. Ich hörte mich immer wieder sagen: Das mache ich wenn ich Zeit habe – doch es blieb nie Zeit übrig. Dann hörte ich mich sagen – das mache ich in der Pension, da habe ich dann Zeit dafür.

Zuerst genügte mir dieser Trost und ich tat wie gewohnt weiter. Nach Ende der Reha ging ich gleich wieder arbeiten. Ich war ja soooo fit und ausgerastet! Ich nahm auch keine Medikamente mehr. Ich hörte einfach damit auf ohne sie unter ärztlicher Anleitung langsam auszuschleichen. Das ging eine Zeit gut und dann stellten sich wieder die Beschwerden ein, nicht so massiv, man konnte sie noch verleugnen. Dann kam der Moment wo ich das Gefühl hatte wieder eine kleine Auszeit zu brauchen und suchte um einen Kuraufenthalt an. Kur wird ja immer gleich mit Kurschatten verbunden. Auch mein Mann hatte glaube ich diese Ängste. Aus meiner Sicht völlig unbegründet und das ließ ich ihn auch wissen.

Ich hatte das große Glück ein Doppelzimmer mein eigen zu nennen denn ich hatte im Vorfeld schon mitgeteilt, dass mein Mann mich besuchen kommt und zwei

Nächte bleibt.  Der Ort nannte sich Bad Dürrnberg. Eine wunderschöne, Gegend mit viel Wald und Wiese und sehr ruhig.

Da wird man so richtig verwöhnt. Sämtliche Anwendungen zielen alle auf den Körper. Meine schmerzenden Schultern wurden massiert, mit Strom behandelt, im Wasser gedehnt, Moorbäder, Fango. Man konnte auch in die Saune od. ins Dampfbad gehen. Ich nahm auch dankend alles in Anspruch in der Hoffnung, dass es mir hilft.

Doch mein Körper war glücklicherweise gesund, das bestätigten sämtliche Untersuchungen. Die Schmerzen ließen sich durch dieses Ambiente nicht täuschen. Das war nur ein hinauszögern des unumgänglichen Zusammenbruchs.

Den zögerte ich aber noch eine Zeitlang hinaus denn ich war ja so ein Positiv-Denker und ein Durchbeisser. Ich war bei der Skala wieder auf 6 angelangt. Zusammenbruch kam gar nicht in Frage. Es brauchten mich ja so viele. Die konnte ich doch nicht im Stich lassen. Angefangen von meinem Mann, mein Kind, meine 90ig-jährige Mutter, meine Arbeit, meine vielen Nebenjobs. Die habe ich ja noch immer nicht alle angeführt.

Zur Erklärung:  Nebenjob = neben den 36 Stunden in der Schule. Also da wären dann noch die Tätigkeiten im kulturellen Bereich. Kassa – Billeteur – Garderobe und

Büffetkraft. So ein bis zweimal die Woche je ca. 3-5 Stunden.

Auch an manchen Wochenenden die ja eigentlich schon voll waren. Wie habe ich das gemacht. Hat der Tag immer noch 24 Stunden. Fast jeden Sonntag waren die Muttis zum Essen da. Die Vatis sind leider schon beide verstorben.

Es langte meiner Gesprächstherapeutin. Sie sagte STOP ich bekomme ja beim Zuhören schon Stress. Ich tat mir dann selber schon ein bisschen leid und schlüpfte unweigerlich in die Opferrolle. Dass ich der Täter sein könnte war absurd.

Ich arbeitete fleißig und pflichtbewusst weiter. Die einzige Erholung die ich mir gönnte war der Schlaf. Ich brauchte Minimum 8-10 Stunden Schlaf. Damals konnte ich Gott sei Dank noch schlafen. Also blieb außer arbeiten und schlafen keine Zeit mehr für ein Leben nach der Arbeit. Mittlerweile war ich auf der Skala der Nervenschwächung von 10 auf 5 abgerutscht. Aber auch das steckte ich weg denn ich war ja noch jung. Und wieder verging 1 Jahr und ich arbeitete und schlief und arbeitete und schlief und ? Ich fragte mich dann immer öfter – lebe ich um zu arbeiten oder arbeite ich um mich zu erledigen. Für mich gab es nur Arbeit oder Schlaf.

Kennen sie den Witz? Zwei Flöhe unterhalten sich. Der eine fragt den anderen. Glaubst du dass es ein Leben auf anderen Hunden gibt ? Ich fragte mich ob es auch eine andere Art von Leben gibt.

Ich stellte Gott viele Fragen.
Braucht der Mensch wirklich alles
was er besitzt? Es kostet ihn nicht
nur Geld sondern auch seine
Gesundheit und letztendlich sein
Leben. Auch das Ableben kostet
eine Menge Geld. Wenn man die
Nachkommen nicht mit den
anfallenden Kosten belasten
möchte muss man zu Lebzeiten
darauf sparen.  Ich hätte da einen
Verbesserungsvorschlag. Das Geld
ausgeben solange man lebt und
die sterblichen Überreste der
Gemeinde oder der Medizin
schenken. Die sollen sich nehmen
was sie brauchen.

Wozu ein Grabstein. Mein Mann
geht sowieso nicht hin. Was soll er
auch dem Stein erzählen. Dann
musst du notgedrungen weinen,
denn wenn nicht fällt das ganz

unangenehm auf. Das Leid immer wieder schön auffrischen.

Ich hoffe ich handle mir jetzt keine Klage von den Beerdigungsinstituten ein.

So und nun weiter im Leben. Du musst deinen Besitz dann auch noch verteidigen und viel arbeiten. Du kriegst es gar nicht mit, dass du die Dinge nicht besitzt sondern sie dich. Sie beherrschen dich regelrecht. Du begibst dich in eine Abhängigkeit. Du hast keine Zeit für deine Familie. Diese kostbare Zeit kannst du dir nicht zurückholen. Wieder ein schlechtes Gewissen aber es geht nicht anders. Wenn du in dem Hamsterrad drinnen bist läufst du immer weiter. Viele Ehen sind daran schon gescheitert. Viele gebrochene Kinderherzen – sie leiden großen Seelenschmerz. Ist es das alles wert?

Es gibt so viele Dinge im Leben die kosten nichts. Ich gebe ein paar Beispiele: Spazierengehen, in der Wiese liegen und in den Himmel schauen, eine Schlammschlacht, Spiele spielen, malen, zeichnen, Musik hören, lesen, schwarz fischen, Zelten, Lagerfeuer machen, Grillen und vieles mehr. Dir fällt dazu sicher auch noch einiges ein. Das alles lassen wir links liegen. Das ist ein schwerwiegender Fehler. Solange man gesund ist stellt sich diese Frage sowieso nicht.

Oft hört man die Eltern sagen: Du bist ein undankbares Kind. Ich habe mich für dich aufgeopfert und kaputt geschuftet nur damit es dir mal besser geht. Für diesen

Satz müsste es Ohrfeigen regnen. So fängt man schon in jungen Jahren an die Kinder in die Pflicht zu nehmen und ein schlechtes Gewissen zu erzeugen. In Wahrheit wollen die Kinder das alles nicht. Wir wollen es! Den Kindern wäre oben genanntes, das nichts kostet, viel viel lieber gewesen.

Was mir auch sehr fehlte waren unsere gemeinsamen Freunde. Wir hatten einfach keine Zeit mehr für Freunde Abende od. gemeinsame Aktivitäten. Diese Freunde waren schon über 30 Jahre unsere Freunde und sie fehlten mir so sehr. Margarete und Wolfgang hatten oft erwähnt dass sie es auch vermissen. Brigitte, die mein Mann schon seit dem Kindergarten kannte und einige mehr. Doch immer wenn

wir uns treffen wollten stand
wieder ein Termin dazwischen.
Wir kamen auf keinen
gemeinsamen Nenner mehr und
dann wurden die Treffen sehr
selten. Sie alle wurden hinten
angestellt. In der Warteschleife
sozusagen.

Auch einen sehr guten Freund
hatten wir durch Stress und
Meinungsverschiedenheiten
verloren.

Wir hatten ja damals eine
Theatergruppe gegründet. Aus
dem Nichts von nichts. Das war
richtig viel Arbeit und Zeit die wir
in dieses Projekt steckten. Zum
Zwecke dass wir Theaterspielen
konnten und Spaß hätten. Ja ein
bisschen Spaß hatten wir ja aber
die Pflichten überwiegten. Wir
hatten keine Ahnung was wir uns

da aufgehalst hatten. Und schon wieder war ich in einer Führungsrolle mit viel Verantwortung. Die laufenden Kosten hatten wir völlig unterschätzt. Da hörte der Spaß auf. Es gab kein Geld. Wir mussten Sponsoren finden und um Subventionen ansuchen. Wir steckten auch unser eigenes Geld hinein. Wir spielten Open-Air. Der Blick in den Himmel ob Wolken aufzogen. Konnten wir spielen oder muss die Vorstellung ausfallen. Dieses Stück hieß: Salva Guardia" Ein historisches Stück aus der Bauernkriegszeit mit Stefan Fadinger um 1626. Wir brauchten authentische Kostüme, Requisiten die wir uns vom Landestheater ausborgten und mussten zu unserem Ensemble professionelle Schauspieler engagieren.

43

Von 18 geplanten Vorstellungen konnten wir 11 Termine spielen der Rest war verregnet. Bei einer fing es irgendwann in der Mitte der Spielzeit zu regnen an. Die Leute waren von dem Stück so begeistert dass sie sitzenblieben. Also mussten wir im Regen weiterspielen. Das war ein gefährliches Unterfangen. Die Bühne war glitschnass. Die Sachen sahen dann auch dementsprechend aus.

Wir säuberten und nähten und putzten und reparierten und brachten die Leihstücke mit zittrigen Knien und 2 Flaschen Schnaps zurück. Es waren Unikate dabei die waren unersetzlich. Wenn wir die bezahlen hätten müssen wären wir ruiniert gewesen.

Die Spielausfälle wirkten sich dann auf die Einnahmen aus. Die Ausgaben blieben die gleichen.

Und wie es in jedem Verein so ist gibt es diejenigen die arbeiten und diejenigen die spielen oder diejenigen die ständig etwas auszusetzen haben und glauben es besser machen zu können. Sie versuchen dann auch noch deine Autorität zu untergraben indem sie hinter deinem Rücken intrigieren. Wir waren ganz froh darüber denn mittlerweile wussten wir dass uns die Unmenge an Arbeit und Sorgen schon viel zu viel war. Wir übergaben den jüngeren die Führung und zogen uns zurück. Zwei Jahre später gab es den Verein nicht mehr. War doch ein bisschen zu viel Arbeit und Verantwortung.

Naja es blieb uns ja noch der Nebenjob meines Mannes – die Clownerie (Camino, wie schon erwähnt). Da war ich Co-Alphatier. Wir waren das ganze Jahr fix gebucht. Mein Mann war nicht nur ein Clown, was ja auch nicht jede Ehefrau ungestraft sagen durfte, er war sogar ein zaubernder Clown. Das war auch richtig viel Arbeit. Kostüm instandhalten, Zauberutensilien kaufen und üben, Licht und Ton am neuesten Stand halten, Spiele erarbeiten, Luftballone modellieren und noch vieles mehr.

Und das meistens an den Wochenenden und natürlich immer oder fast immer in meiner Begleitung. Ich, und auch mein Mann, hätten diese Wochenenden zur Erholung gebraucht. Wir machten das alles neben unseren

Hauptjobs. Mein Mann ist im Verkauf und ich arbeite in einer Schule mit Kindern mit besonderem Förderbedarf und Pflege. Ihr könnt euch bestimmt vorstellen dass dieser Beruf physisch und psychisch sehr anstrengend ist. Aber das macht ja nichts ich bin ja noch jung. Geh ich euch allmählich mit dem Satz auf die Nerven?

Dann kam auch noch die Betreuung meiner 92-ig jährigen Mutter dazu. Ich war ein Leben lang mit meiner Mutter sehr innig verbunden und brachte es deshalb nicht fertig sie in andere Hände zu geben. Das hieß für mich sie zu duschen, Haare waschen und föhnen, Hand- und Fußnägel schneiden, putzen, den Einkauf erledigen, das finanzielle zu managen, Anträge zu stellen, mit ihr jeden Dienstag in den Seniorenclub zu gehen um dort Kaffee und Kuchen im Kreise der Senioren zu genießen und Gespräche zu führen. Das war für mich ziemlich anstrengend. Die Leute sind ja alle schon ziemlich angeschlagen. Die Sätze muss man mindestens dreimal wiederholen und der Groß- teil des Kaffees und der Süßspeise  landet auf der Bluse.

Pflichtbewusst wie ich bin kam es mir nicht in den Sinn aus diesem Schema auszusteigen. Mittlerweile war mein Nervenkostüm schon so angekratzt, dass ich es mir nicht mehr schönreden konnte. Ich hatte mindestens 20 Besuche auf der Toilette pro Tag. Ich schätze ich war auf der Skala der Nervenschädigung mittlerweile auf 4.

Ich hatte permanent Durchfall und aß weniger weil ich mir dachte dann kommt hinten weniger raus – Schneckenpost. Das war nicht des Rätsels Lösung. Dann aß ich im Stehen nur um keine Zeit zu verlieren. Ich dachte darüber nicht großartig nach denn diese Zeit hatte ich auch nicht. Ich wollte funktionieren.

Dann kamen Gott sei Dank die Ferien und ich erholte mich langsam wieder. Wir machten einen wunderschönen Urlaub in der Toscana und fuhren auf einem Hausboot in der Lagune von Venedig umher. Das war sehr erholsam. Mit ein paar kleinen Hopalas. Dieses Boot war für 2 Pärchen vorgesehen mit jeweils eigener Toilette und Dusche. Wir wurden bei der Einweisung gewarnt nicht zu viel Papier in die

Clomuscheln zu werfen denn dann kann es sein dass es verstopft. Wir hielten uns daran denn ich brauchte meine Toilette wie ein Stück Brot.

Nachdem unser Freund Willi sich nicht an die Anweisung gehalten hatte geschah natürlich das unvermeidliche. Und da passierte es. Ich hatte das erste Mal - N E I N- gesagt. Das verzieh er mir nie. Claudia, seine Lebensgefährtin hatte es von da an auch schwer. Wir sind noch immer Freunde !

Aber auch der schönste Urlaub findet ein jähes Ende auf einer elendslangen Staustrecke auf der Autobahn bei 40 Grad im Schatten. Das schlaucht. Da würde man sein Auto am liebsten verkaufen und sich einen Hubschrauber zulegen. Auf die 10

Stunden im Auto folgten 10 Stunden Schlaf.

Bald darauf begann wieder der Schulalltag. Ich freute mich darauf. Aber dann…..

Ich merkte schon länger, dass mit mir irgendetwas nicht stimmte. Ich war ängstlich und weinerlich und die Schmerzen wurden immer unerträglicher. Nach der Alltagshektik gönnte ich mir dann gerne ein Schnapserl oder ein paar Gläser Wein. Das war momentan hilfreich aber nicht lange und mir wurde klar dass das kein Mittel gegen meine Schmerzen, meine Unruhe, meine Nervosität, meine Ängstlichkeit und mein Zittern war und noch schlimmer, es könnte in die Abhängigkeit führen. Also keine Hilfe sondern ein zusätzliches Problem. Hände weg !

Dann fing ich an Schmerzmittel zu nehmen. Die halfen nicht. Ich nahm immer mehr und sie halfen trotzdem nicht. Daraufhin ging ich ins Krankenhaus und ließ mich komplett durchuntersuchen. Ich hatte da schon meine erste Panikattacke und glaubte mein Herz schlägt nicht richtig. Es folgten sämtliche Untersuchungen angefangen von einer Nacht auf der Intensivstation wo die ganze Zeit mein Herz beobachtet wurde, dann die Gastroskopie, Kopfröntgen, Lungenröntgen, Schilddrüse. Die Ärzte gaben Entwarnung. Alles in Ordnung. Ich war sehr froh darüber.

Der Schmerz hörte nicht auf. Er quälte mich Tag und Nacht. Daraufhin ging ich wieder ins Krankenhaus und ließ wieder etliche Untersuchungen über mich ergehen. Es wurde die Schulter genauestens untersucht. Eine Magnetresonanz des Halswirbels, des Brustwirbels und der Schultern ergab dass ich vollkommen gesund war. Doch ich wusste wieder nicht woher der Schmerz kam.

Meine Tochter die schon längere Zeit mit Engeln und Steinen und Räucherwerk beschäftigte brachte mir bei ihrem Krankenhausbesuch eine Zeitschrift mit.  Engelmagazin hieß es und sie bat mich es zu lesen. Das Layout berührte mich. Ich las mit so einer Freude und konnte es kaum erwarten das nächste Magazin in Händen zu halten. Es hat mir Mut zugesprochen, es hat mich gestärkt und mich durch meine schlimmste Zeit stetig begleitet. All meine Wünsche die ich in meinem Innersten hege sind dieselben wie sie immer und immer wieder in den Artikeln und Geschichten vorkommen.

Dann schickten mich die Ärzte auf der Chirurgie nach Hause. Sie konnten mir nicht helfen.

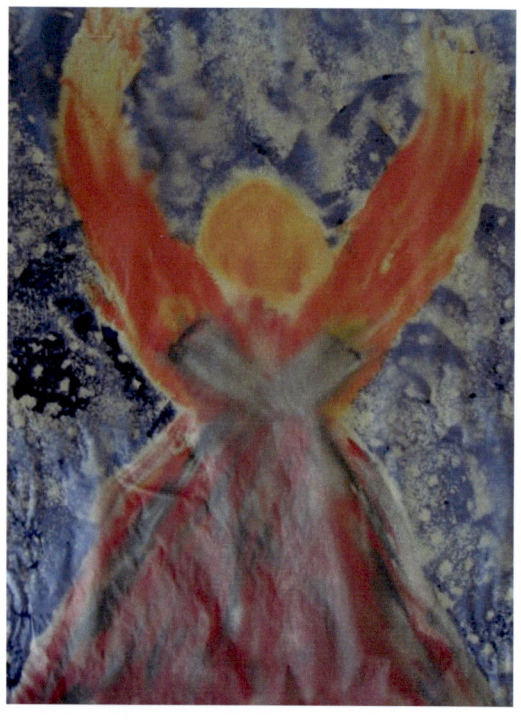

Ein paar Zeilen zu diesem Bild:  So fühlte ich mich zu diesem Zeitpunkt. Ich glaube nicht an eine Hölle aber wenn es eine gibt, dann war ich dort. Beim Malen dieses Bildes nahm ich Farben die ich sonst nie gewählt hätte. Es war auch für mich so krass, was da entstand, dass ich es zu entschärfen versuchte indem ich Seidenpapier darüberlegte.

Nach zwei Tagen des Weinens und der Verzweiflung konnte ich einfach nicht mehr. Ich war fix und fertig. Ich bat meinen Mann einen Arzt zu holen und mich in die Psychiatrie zu bringen. Ich versprach mir Hilfe von Professionisten. Ich teilte ihnen mit, dass sich meine Gedanken den ganzen Tag um Selbstmord drehten. Die Ärztin teilte mir mit, dass sie mich vorerst in die geschlossene Abteilung in ein Einzelzimmer legen und sobald auf der offenen etwas frei wird werde ich verlegt. Unter diesen Versprechungen willigte ich ein. Doch ich leichtgläubige Person vertraute auf diese Aussagen. Es war alles Lug und Trug.

Es kam sogar noch schlimmer. Die Oberärztin teilte mir mit dass Leute die einen Selbstmord vortäuschen damit zu rechnen hätten auf der geschlossenen zu landen. Sie meinte ich hätte hier nichts verloren und schlug mir vor nach Hause zu gehen. Leute das war das Schlimmste was mir jemals jemand ins Gesicht knallte. Ich verließ auf die Stunde dieses Gebäude und ließ mich von meiner Tochter abholen.

Daraufhin ging es mir – wie soll ich das schildern . so als wenn man mit dem Finger in die Steckdose greift. Mich warf es wie einen Zitteraal. Jetzt ging absolut gar nichts mehr. Mir war alles egal.

Doch ich hatte viele Engel. Einer davon war meine Nachbarin Sonja. Sie kannte meinen schon längeren Leidensweg und erkannte, dass jetzt schnell reagiert werden musste.  Sie rief einen Notarzt und der gab mir eine spezielle Infusion wo ich noch mitbekam dass mir die Kinnlade runterfiel und dann war ich weg und schlief die ganze Nacht durch. Ich weiß nicht wie sie das geschafft hat aber ich bekam am nächsten Tag um 7 Uhr Früh beim Nervenfacharzt einen Termin.

Dieser Arzt erkannte die Notwendigkeit des schnellen Handelns und nahm sich für mich 1 Stunde Zeit, obwohl das ganze Wartezimmer voller Patienten war. Er verschrieb mir die für mich notwendigen Medikamente und von da an stand ich unter ständiger Beobachtung. Man ließ mich keine Minute mehr alleine.

Da mein Mann seiner Arbeit nachgehen musste und keinen Urlaub mehr nehmen konnte, da er für mich schon einigen verbraucht hatte, schlug meine Tochter vor dass sie mich in ihre Obhut nimmt. Mein zukünftiger Schwiegersohn willigte, ohne zu überlegen, in diese Aktion ein. Also konnte mein Mann auch einmal ein bisschen durch schnaufen. In dieser Zeit fing ich an den Tagesablauf festzuhalten und mir meine Gedanken und Ängste von der Seele zu schreiben.

Ich war so todessehnsüchtig. Ich kaufte mir ein Buch von der Autorin „Dr. Elisabeth Kübler-Ross" mit dem Titel „Nahtoderfahrungen".  Ich wollte mir ein bisschen Vorabinfo holen, denn ich wollte nicht ganz ahnungslos hinübergehen. Und in diesem Buch war ein entscheidender Satz der mich von meinen Selbstmordgedanken erlöste.

Darin stand, dass wenn man frühzeitig aus dem Vertrag aussteigt man nochmals von vorne beginnen muss solange bis man es begreift. Man soll auch das Kleingedruckte lesen.

Das kam mir vor wie das Spiel „Mensch ärgere dich nicht".

Dessen Inhalt darin besteht, dass du geschmissen wirst und an den Start zurück musst. Das wollte ich nicht. Nicht weil mir mein Leben bis zum Totalausfall nicht gefiel, sondern weil ich lieber zu den Gewinnern zähle. Diese Runde ging somit an mich.

Ich verabschiedete den Tod und teilte ihm mit, dass er zur rechten Zeit wieder kommen dürfe, dann heiße ich ihn willkommen.

Weil ich zu mir so ein Ar...l... war bin ich in dieser Lage. Ich kämpfte weiter.

Ich bat jeden Tag meine Engel um Mut und Geduld- aber bitte sofort ! Fast jeder Satz von mir begann „ Ich muss noch schnell „

Und einen Tip am Rande: Euer Partner kann euch dabei nicht

helfen, selbst wenn er es noch so wollte. Sucht Professionisten auf! Nein – Stop – Blödsinn!

Euer Partner darf nicht ausgeschlossen werden. Er kann euch sehr wohl helfen. Viele Gespräche sind notwendig. Ihr dürft die belastenden Rahmenbedingungen gemeinsam in die Wüste schicken. Und ihr sollt euch eure Gedanken und Wünsche mitteilen. Ich machte das mit meinem Mann und dachte mir „Oh Gott, wie wird er jetzt reagieren"?

Und da kam der Satz – ja warum hast du mir das nicht schon früher gesagt. Den kennt ihr sicher. Er reagierte gar nicht so wie ich es befürchtet hatte. Da war schon wieder eine Angst die völlig grundlos war. Er war mit allem einverstanden. Er liebt mich eben.

Ich bin auch immer jedem Streit" um des lieben Friedens willen" aus dem Weg gegangen. Habe immer wieder nachgegeben und war zu sehr damit beschäftigt es allen anderen recht zu machen.

Und noch einen Tipp am Rande: Meidet Leute die euch aussaugen. Ich nenne sie Energie-Vampire. Zum Beispiel: Freundinnen die dich als Seelenmistkübel benutzen oder Arbeitskolleginnen od. Kollegen die ständig nörgeln und ungute Stimmung verbreiten.

Mir wurde klar, dass mein Leben nur mehr aus Angst bestand. Ich konnte nicht mehr lachen. Lachen war mein Lebenselixier. Meine Tage waren minutiös geplant, damit ich das ganze Pensum an Arbeit und Pflichten unterbrachte.

Ich wollte diese Ängste loswerden! Sie plagten mich und nahmen mir jeglichen Mut.  Von nun an war es für mich die wichtigste Aufgabe diese ganzen Ängste abzubauen. Ich versuchte es und kam auf die Idee mit meinem Schlafsack bewaffnet in den Wald zu gehen und eine Nacht im Freien zu verbringen. Es kann mir sowieso nichts passieren, den Selbstmord habe ich schon geplant also macht es dann nichts aus wenn mich ein Bär frisst aber wenn ich die Nacht überlebe dann habe ich zumindest eine Angst besiegt. Das erforderte für mich ziemlich viel Mut. Ich hing anscheinend doch am Leben.

Die nächste Mutprobe war für meinen Selbstwert sehr wichtig.

Ich konnte es einfach nicht auf mir sitzen lassen, dass mich die Ärztin auf der Psychiatrie so unqualifiziert und lebensbedrohlich behandelt hat. Ich war jetzt, dank der richtigen Medikamente, schon stabiler und fasste allen Mut zusammen und ging zur Beschwerdestelle (im Krankenhaus). Ich bestand auf ein Vier-Augen-Gespräch und auf eine Entschuldigung. Ebenfalls wollte ich dass dieser Bericht an die Krankenhausleitung weitergeleitet wird. Mir war einfach wichtig, dass dies keinem anderen Menschen mehr passiert.

Ich bekam meine Entschuldigung. Ich war für mich und für andere in den Kampf gezogen und habe gesiegt. Man beachte: Kein Rückzug um des lieben Frieden Willens.

Als nächste große Watsch´n kam die Sorge um unser Kind. Es wurde Gebärmutterhalskrebs diagnostiziert. Sie war gerade so glücklich. Bei der Operation wurde die vom Krebs befallene Stelle entfernt. Wir atmeten alle auf. Es war noch einmal gutgegangen. Auch bezüglich Nachwuchs brauchte sie sich keine Sorgen machen und schließlich wollten wir ja auch Großeltern werden.

Sie hatte einen Job und konnte endlich in eine eigene Wohnung ziehen. Sie kaufte sich ein Auto und alles war gut. Natürlich war der Umzug auch sehr stressig. Und wenn man Freunde hat und sie für den Umzug um Hilfe bittet haben auf einmal viele keine Zeit. Aber selber ist man immer für jeden da. Dieses Dilemma kommt euch bestimmt bekannt vor.

Aber wir haben es geschafft. Es war für uns alle ein Segen, dass sie endlich ihre eigenen vier Wände hatte. Jahrelange Reibereien, die auf beiden Seiten viele Wunden hinterließen, waren nun endlich vorbei.

Ja und dann brach ich zusammen. Auch die Reservebatterie war alle.

Mein Schulterschmerz war so unerträglich geworden, dass ich nur mehr weinen konnte. Ich hörte auf zu essen. Ich verlor innerhalb kürzester Zeit 10 Kilo.

Diese ganze Situation war nicht nur für mich schlimm, sondern auch für meinen Partner. Ich zuckte bei jedem Gedanken zusammen jemand könnte etwas von mir wollen. Mein Leben war nur mehr eine einzige große Angst. Und dass ich so untätig herumlag machte es noch schlimmer.

Ich konnte keinen Muskel meines Körpers mehr entspannen und immer wieder dieser lästige Durchfall. Ich fand durch die andauernden Schmerzen auch keinen Schlaf mehr.

Ich versuchte es mit Yoga und Muskel-Entspannung. Ich versuchte es mit Stricken. Einige Zeit lang musste ich die Strickerei nach einigen Runden immer wieder weglegen. Das wurde stetig besser. Mein EGO ließ es mit der Zeit gelten, denn da war ich ja produktiv. Dann versuchte ich es mit Lesen. Das ging gar nicht, denn da war ich untätig.

Musik hören während ich etwas arbeitete war möglich und tat mir auch sehr gut. Da hatte ich

Kopfhörer und die Hände standen zur Verfügung. Zum Computer konnte ich mich nicht setzen. Meine Muskeln verkrampften sich schon beim Einschalten.  Im Hinterkopf war gespeichert  - Arbeit und Pflichten – Kein Spaß ! E-Mails, Telebanking, Buchhaltung ……….. und so weiter und so fort.

Ich kam mir so unnütz vor. In meinem Kopf kreiste der Gedanke – Ohne Arbeit keine Daseinsberechtigung !

Ich war jetzt schon eine ganze Woche bei meiner Tochter. Diese Aktion war zu meinem eigenen Schutz und um mich aus meiner gewohnten Umgebung zu nehmen, sodass ich gezwungen war mich auf mich selber zu konzentrieren.

Ich teile euch die Aufzeichnungen einiger Tage in dieser schlimmen Zeit mit:

9.12.2013:   Ich habe heute Nacht nicht so gut geschlafen.

Im Schlaf war ich immer wieder in der leistungsorientierten Maschinerie. Meine ganzen Tätigkeiten die zur völligen Überlastung geführt haben kamen jetzt im Schlaf an die Oberfläche.

Marie-Christin (Tochter) gab mir ein Buch  mit dem Titel  „Begegne deinem Schutzengel" , zu lesen. Darin wird beschrieben, dass es hilfreich ist die Fähigkeit der Gedankenkontrolle zu erlernen.

> **Beispiel:**  Setze dich an einen ruhigen Platz und konzentriere dich auf einen Gegenstand und lasse alle

anderen Gedanken
vorüberziehen.

Das wollte ich gleich ausprobieren,
denn ich wusste bereits, dass
größtenteils meine Gedanken die
Schmerzen verursachten.

Meine Mutter erschien mir im
Traum. Bin dann nach langem hin-
und herwälzen,  Atemübungen
und viel Musik wieder
eingeschlafen. Nach dem
Aufwachen zelebrierte ich meinen
Healing-Code (vier
Haltungsabfolgen inkl. Gebet). Das
habe ich aus einem Buch das
genau so heißt. Ich denke mir ich
möchte diesen Tag genießen. Ich
bemühe mich wieder aufs Neue
aber es gelingt mir nicht. Selbst
diese Zeilen zu schreiben fällt mir
schwer. Mein Gehirn schreibt mir
immer wieder vor etwas

Produktives zu tun. Ich bin wütend und schreie mich selbst an – Ich will genießen lernen ! Lass es endlich zu !

Warum funktioniert das nicht ? Ich bin ungeduldig. Und wenn dann der Schmerz wiederkommt bin ich frustriert. Auslöser: Einkaufszentren, fremde Leute, Telefonate, Gedanken an meine Mutter, Partner, Hausarbeit.

Meine Tochter startete heute mit mir einen Versuch. Sie teilte mir mit, dass sie zu ihrer Freundin fährt, die ihre Hilfe benötigt. Diese hatte sich einen Tischtennistisch gekauft und konnte ihn nicht alleine zusammenbauen. Sie überließ mir die Entscheidung ob ich mitkommen wolle. Einen Versuch war es wert. Nach 1 Stunde musste mich ihr Verlobter Michael, den ich übrigens sehr mag, nach Hause bringen.

Ich hatte dort eine Panikattacke die sich gewaschen hat. Es war furchtbar. Die Folge davon waren wieder Schmerzen – Weinen – nicht verstehen. Ich war früher immer gerne unter Leuten und war sehr kontaktfreudig. Als Draufgabe, weil es noch nicht genug war, kam noch ein Telefonat mit meiner Freundin dazu, die sich unüberlegter weise nach dem Befinden meiner Mutter erkundigte. In diesem Moment wurde mir wieder klar, dass ich ihr auf diese Frage keine Antwort geben konnte. Das tat unvorstellbar weh.

Die Tage vergingen und es gab dazwischen auch schönere (

Schmerz da, aber erträglich ).
Doch Päng gab es am nächsten
Tag wieder eine auf die Mütze.
Mein EGO ließ mir einfach keine
Ruhe. Das war eine harte Nuss.

Marie-Christin versuchte
verbissen, mit allen ihr zur
Verfügung stehenden Mitteln, mir
Erleichterung zu verschaffen. Sie
machte mir Entspannungsbäder
mit Kerzenschein und leiser Musik.
Das sollte mich beruhigen. Ich
selber suchte auch nach einer
Lösung um ungestraft Relaxen zu
können. Sie massierte mich mit
guten Ölen (Lavendel) und
zeichnete mir mit HennaFarbe
Schutz- und Heilungszeichen auf
die schmerzenden Stellen. Sie
zeigte mir Engelrituale oder nahm
mich einfach nur in den Arm. Das
einzige was mir mein Ego ließ war

der Schlaf. Dafür war ich sehr dankbar.

Mein Mann litt inzwischen zu Hause Höllenqualen. Er konnte noch nicht verstehen was mit mir los war. Er fragte sich immer wieder ob er der schuldige sei.

Ich machte bewusst alles sehr langsam, gab mir jede Menge Zeit, aber der Schmerz kam trotzdem. Und schon wieder musste ich weinen. Die interessante Erkenntnis (viel, viel später) war, dass wenn ich weinte meine Bedürfnisse wahrgenommen und akzeptiert wurden. Wenn ich dann wieder in besserer Verfassung war und mich und die anderen wieder täuschen konnte hatte ich nicht den Mut meine Bedürfnisse auszusprechen und einzufordern. Fazit – ich brauchte den Schmerz.

Ich konnte mich nur über den Schmerz definieren und er musste bleiben. Ich war es die ihn festhielt. Ich tat mir selber weh ! Schrecklich, was Mutlosigkeit und Angst aus einem Menschen machen.

Und so lag ich da und suhlte mich im Selbstmitleid. Was dazu führte, dass der Schmerz immer schlimmer und schlimmer wurde. Es war nichts mehr möglich.

Ich meidete den Fernseher und Zeitungen. Sogar die Prospekte stressten mich. Das war für mich alles zu viel Information. In meinem Kopf war kein Platz mehr für Input. Weder positiv noch negativ.

Marie-Christin schicke ich zum Friseur um ungestört weinen zu können. Sie konnte zwar relativ gut damit umgehen aber dieses Mal wollte ich es ihr ersparen. Ihr Verlobter Michael war da ganz anders. Er ließ mich weinen aber er machte nebenbei so viel Blödsinn sodass ich gar nicht anders konnte als zu lachen. Eigentlich Lachen und Weinen in einem. Er erzählte mir dass er beim Stammtisch seinen Freunden erklärte dass er ziemlich sauer sei, denn wenn sich die anderen über ihre Schwiegereltern beschwerten konnte er nicht mitreden. Das sollte ein Kompliment sein. Er brachte es jedoch so trocken, dass ich zuerst überlegen musste bis ich draufkam was er damit sagen wollte. Und schon musste ich wieder lachen. Er kochte extra ein Süppchen für mich weil er wusste dass ich Suppen mag. Spezialsuppe a`la Michael. Ich

musste ja schließlich wieder
zunehmen.

Nach 2 Stunden kam meine
Tochter überglücklich mit einer
Halskette aus Aventurin Perlen
zurück und sagte: Mama, die
trägst du ab jetzt, die wird dich
beschützen und dir helfen. Das
war ein AHA-Erlebnis. Nach 1
Stunde bekam ich Kopfweh. Ich
hatte schon lange kein Kopfweh
mehr und wunderte mich darüber.
Nach einer weiteren Stunde waren
die Kopfschmerzen wieder weg.
Meine Tochter fragte mich nach
ein paar Stunden ob ich
irgendetwas bemerkt hätte und
ich erzählte ihr von dem
Kopfschmerz. Da schmunzelte Sie
und erklärte mir, dass sie sich
dieselbe Kette gekauft hatte und
sich bei ihr dieselben Symptome
gezeigt hatten. Sie beschäftigt sich

schon länger mit der Wirkung und den Heilkräften der Steine. Ich bekam dann auch noch ein Armband aus dem selben Stein. Sie ritzte mir Runen auf die Steine und ich sollte es täglich tragen. Es war wunderschön und von ihr selbstgemacht. Diese Runen hatten eine schützende Funktion. Die Angst um mich stand ihr ins Gesicht geschrieben. Es tat mir so leid, dass ich sie damit belastete doch sie war in dieser Situation genau die Richtige für mich.

12.12.13

Habe heute Nacht von der Schule geträumt. Ich spielte mit den Kindern. Sie fehlen mir. Daraufhin beschloss ich meinen Chef anzurufen und ihn über den weiteren Verlauf zu informieren. Dazu war viel Mut erforderlich. Es

traten keine meiner
Befürchtungen, die sich mein
Hirnkastl schon wieder
zusammengesponnen hatte, ein.
Es war ein angenehmes Telefonat
das mir Mitgefühl und Verständnis
vermittelte. Er vermittelte mir
sogar das Gefühl für ihn wichtig zu
sein. Ich sollte mir die Zeit
nehmen die ich brauche. Das tat
mir gut und nahm mir den Druck
von den Schultern.

Meine Tochter sagte zu mir.
Mama kämpfe nicht gegen den
Schmerz. Nimm ihn an – er
versucht dich zu retten. Sag danke
dass er da ist. Du bekommst jetzt
die Chance Veränderungen zu
deinem Besten vorzunehmen.
Stecke deine wenigen Kräfte die
du noch hast nicht in den Schmerz
sondern in die Chance.

Der Schmerz wird gehen wenn du ihn nicht mehr brauchst. Ich und den Schmerz brauchen, das klang lächerlich. Was erlaubt sie sich mich zu belehren.  Spätestens jetzt war ich in der Pubertären Phase.

Meine Tochter gab mir Ratschläge wo es doch bis jetzt eher umgekehrt war. Ich hatte auch alle möglichen Ausreden wie z.B.:  Sie hat gut reden, sie hat den Schmerz nicht, sie kann das nicht verstehen sie ist noch so jung usw..........

Ja da lag ich aber ganz schief. Sie sprach bereits aus Erfahrung. Vieles hatte sie uns ja gar nicht erzählt um uns zu schonen. Die „heutige Jugend" hat es schwerer. Sie ist mit Alkohol, Drogen, Arbeitslosigkeit, enormem Leistungsdruck von Seiten der Schule und den Eltern, Mobbing durch Mitschüler, täglich konfrontiert.

Meine Tochter hatte zusätzlich das Problem, dass sie nicht den Modellmassen entsprach. Da hatten die Tussis viel Stoff um sie zu provozieren und zu hänseln.

Und auch bei der Jobsuche ist es von Vorteil groß, schlank und blond zu sein. Dafür braucht man nicht viel zu können.

Doch sie hat das alles, mit vielen Schrammen, ohne unsere Hilfe geschafft.

Doch zurück zum Ratschlag meiner Tochter. Verzweifelt wie ich war nahm ich diesen Rat dankend an. Für mich war der Schmerz von nun an ein Freund (nicht immer) der mir sagte wenn ich wieder zu viel wollte. Mir wäre wohlgemerkt eine Glocke od. ein rotes Licht das aufleuchtet lieber gewesen. Na gut – nehmen wir blau statt rot.

Im nächsten Buch das ich zu lesen versuchte (immer nur ein paar Seiten) kam eine Autosuggestion vor die lautet:

Ich lebe in der Fülle der Schöpfung und genieße das Spiel des Lebens. Alles was ich beginne, entwickelt sich zum Segen für mich. Zum richtigen Zeitpunkt treffe ich die richtigen Entscheidungen. Ich lasse los und vertraue auf meine unbegrenzte geistige Natur.

Diese Zeilen wurden zu meinem Morgengebet.

Zwischendurch was zum Schmunzeln: Burnout trifft nur die Besten. Wir gehören also zur Elite! Ist das nicht schön?

Auf jeden Fall rate ich euch professionelle Hilfe zu holen weil ihr das definitiv nicht alleine schafft. Es gibt keinen einzigen Grund sich dafür zu schämen. Ich habe es jedem erzählt, auch denen die es gar nicht wissen wollten.

Bei der nächsten Gesprächstherapie-sitzung bekam ich einen Zettel in die Hand der 2 Fragen beinhaltete:

## 1. Was ich an mir mag    2. Was ich gut kann

Mich selber zu beurteilen war mir fremd. Gar nicht so einfach wenn man immer mit den anderen beschäftigt ist. Folgendes brachte ich nach reiflicher Überlegung zusammen:

| | |
|---|---|
| Fröhlichkeit | Deutsch, Rechtschr. |
| Humor | strukturiert |
| Zuverlässigkeit | Teamfähigkeit |
| Körper | Kreativität |
| Liebe geben | Tanzen |
| Empathie | Eislaufen |

Und als zweiten Schritt sollte ich
den Zettel meinem Mann geben
um mich ebenfalls aus seiner Sicht
zu beurteilen od. zu beschreiben
klingt besser.  Er war bei dieser
Beschreibung erstaunlicherweise
sehr schnell. Ich war verblüfft und
was dabei herauskam rührte mich
zu Tränen.

| Ehrlichkeit | zuhören können |
| --- | --- |
| Humor Kochen | Lachen |
| Loyalität | Sparsamkeit |
| Improvisation | |
| Reiselust | gute Planung |
| Offen für Neues | |

Sorgsam im Umgang
mit anderen            gute
                       Haushalts-
                       führung

Familienzusammenhalt

Motivationstalent      Tierlieb

Sachliche Kritik       Sauberkeit

Pünktlichkeit


Da war große Wertschätzung
vorhanden. Warum sagte er mir
das nie? Es hätte mir gut
geholfen. Aber der Alltag und die
Routine fressen das alles auf.

S C H A D E  !

Im nächsten Verzweiflungsakt
meldete ich mich im Krankenhaus

auf der psychosomatischen Abteilung an. Diesen Tipp gab mir mein Facharzt. Er gab mir einen Antrag, den ich ausfüllen und wegschicken sollte. Der Aufenthalt dort würde acht Wochen dauern. Zuhause hatte ich den Antrag in den Händen und starrte so vor mich hin. Viele Fragen tauchten in meinem Kopf auf.

Schaffe ich das ? Ist es das Richtige ? Solange von zu Hause weg. Kann ich dann wieder arbeiten gehen? Bin ich wieder belastbar? Doch in Wirklichkeit hatte ich keine Wahl.

## AUGEN ZU UND DURCH

Das fiel mir nicht leicht. Ich hatte im Hinterkopf noch das Wort das ich früher öfter gehört hatte.

Narrisch-Disco. Die ziehen das Zahnbürsterl hinten nach und sagen komm Waldi. Das ist nicht abwertend gemeint. Diese Menschen brauchen dringend Hilfe aber ich wollte die Kontrolle über meinen Körper nicht aus der Hand geben.  Gehörte ich dorthin? Doch ich war entschlossen gegen meine Ängste anzukämpfen und es als Rettungsring anzunehmen.

Allen anderen gab ich immer gute Ratschläge und freute mich ihnen damit geholfen zu haben. Mir hätten gute Ratschläge von mir auch gut getan. Warum war mein Focus immer im außen. Hingegen beim Selbstmitleid war ich sehr gut. Die Engel sagen: Jeder Mensch hat ein Grundrecht glücklich zu sein. Es tut mir in der Seele weh wie viele Menschen es mit Überbelastung und familiären

Problemen sehr, sehr schlecht geht. Das klingt jetzt vielleicht egoistisch aber mir hat es in dem Moment Trost gespendet, dass ich nicht alleine bin der mit seinem Alltag nicht zurechtkommt.

Komme mir vor wie eine Schnecke. Nicht nur wegen dem Tempo sondern weil ich am liebsten im Haus bin. Das bin nicht ich.

Ich war mein Leben lang eine Frohnatur und wie schon mehrmals erwähnt ein positiv denkender Mensch und eine Lachwurzn. Dort will ich wieder hin. Doch diese Hilfe ließ noch lange auf sich warten. Im Antwortschreiben stand 2-3 Monate Wartezeit. Zu viele Leute standen auf der Warteliste.

## SCHOCK

Was mache ich bis dort hin ?
Zuerst war ich verzweifelt. Nach
ein paar Tagen hatte ich diese
Kröte endlich geschluckt und
begann mir zu überlegen wie ich
die Zeit bis dorthin überbrücken
könnte. Wieder positiv gedacht
könnte es ja auch sein, dass ich es
dann gar nicht mehr brauche weil
es mir schon wieder so gut geht
/Wunderheilung.

Doch nach 14 Tagen nach dem
Erstgespräch, wo ich im Vorfeld
eingeladen war um Informationen
zu erhalten die für mich wichtig
waren bezüglich Ablauf und Inhalt,
war es dann soweit.

Jetzt konnte ich nicht mehr
zurück. Mein Herz klopfte mir bis
zum Hals. Einerseits freute ich

mich andererseits stieg Angst in mir hoch. Ich machte das nicht freiwillig. Von meinem gewohnten, schützenden Zuhause weg. Ich hatte es versprochen und was ich verspreche halte ich auch.

Ich erhoffte mir Unterstützung durch meinen Partner, den ich sehr liebe. Folgende Verhaltensregeln nach dieser Zeit wünschte ich mir von ihm:

Das wollte ich im Vorfeld noch regeln. Wer weiß ob ich danach dazu noch den Mut habe.

- Ein NEIN zu akzeptieren ohne böse oder ablehnend zu werden.
- Mich zu stoppen wenn ich wieder zu viel arbeite, denn selber fällt mir das nicht auf.

- Mir Freiraum zu geben um die Gelegenheit zu haben nur bei mir zu sein, was unserer Liebe keinen Abbruch täte.
- Zärtliche Berührungen mit Kuscheln, das nicht unweigerlich in Sex enden muss. Ich mag Sex auch aber nicht so oft wie mein Mann und auch nicht um es für ihn zu tun sondern auch für mich. Frauen ticken da anders.
- Gemeinsame Freunde Abende
- Ab und Zu einen trinken gehen
- Schwimmen gehen
- Tanzen gehen
- Mich aufzuheitern wenn es mal nicht so gut geht

- Nicht alles so ernst zu nehmen und den Spaß wieder in den Vordergrund zu stellen.
- Gespräche
- Mich an seinen Gedanken teilhaben zu lassen
- Mich in den Arm nehmen und darin bestärken, dass alles wieder gut wird.

All diese Dinge würde ich auch bedingungslos für ihn tun. Denn nur gemeinsam sind wir stark. Wir haben noch so viele Ziele vor Augen.

Meine Therapieziele habe ich ganz klar definiert:

Schmerzen weg ! Tabletten weg ! Gleich wieder gesund !

Das war wieder typisch ICH. Herr schenke mir bitte Geduld aber wenn es dir nichts ausmacht soooofooort !

Sätze die mir während einer Achtsamkeitsübung in den Sinn gekommen sind:

Mein Feind der Schmerz, ist schon lange dort, an diesem unsagbar brennenden Ort (Schulter). Er wiegt den Finger sanft hin und her und sagt strafend: Lydia, du bist beladen zu schwer. Ich sag lass mich du kannst geh´n, ich brauch dich nicht. Doch der ist ein gescheiter Wicht. Er sagt: Ich werde erst geh´n, wenn du mich nicht mehr brauchst, und wenn du noch so pfauchst, ich werde erst geh´n, wenn wir uns versteh´n.

Und noch ein lang ersehnter Wunsch keimte wieder in mir auf. Ich wollte schon immer eine Katze. Jetzt war der Zeitpunkt wo dieser Gedanke seinen Platz bekam. Da wusste ich noch nicht **Warum** sondern nur **dass** ich eine wollte.

Doch wie stelle ich es an ? Mein Mann war wie erwartet von der Idee nicht begeistert und hatte nur Einwände. Die Toilette stinkt – überall die Haare – Möbel und Vorhänge werden zerkratzt ect…..

Ich holte mir Verstärkung von meiner Tochter. Die hatte bereits eine Katze die mein Mann schon mochte. Sie zählte die Vorteile auf:

Du hast deine Ruhe ! Sie kommandiert die Katze herum.

Für Mama eine gute Therapie –
das Schmusen und kuscheln – das
Knurren und schnurren – das faul
herumliegen usw……

Katzen haben deswegen kein
schlechtes Gewissen. Sie werden
immer gestreichelt ohne es zu
verlangen. Sie arbeiten nichts und
kriegen doch was zu fressen. Die
Clofrau kommt alle Tage vorbei
und macht das Kistchen sauber.
Dann wird noch gespielt. Das
allerwichtigste überhaupt !
S p i e l e n !

Wenn das Personal dann schlafen
geht, geht sie mit oder verwüstet
in der Nacht die Wohnung. Die
Blumen samt Erde sind ein tolles
Spielzeug.

Also ab ins Tierheim. Es kam wie
es kommen musste. Die Katze

suchte sich uns aus. Wir wollten uns dann auch keine weiteren mehr ansehen. Sie streckte die Pfoten aus dem Käfig und es war mit uns geschehen. Wir wollten wissen welchen Namen die Pfleger ihr gegeben hatten. Ich war wie vom Blitz getroffen als ich den Namen hörte. *E L F E* so hieß sie und das war sie auch. Sie war so zart. Ein Findling. Dreifärbig. Eine Glückskatze. Wir waren im siebenten Himmel.

Nun da ich alle Dinge die mir wichtig waren angesprochen hatte ging es mir besser. Der Druck im Kelomat ließ immer mehr nach. Ab jetzt konnte ich mich mit gutem Gewissen nur um mich kümmern.

Ab ins Krankenhaus. Es fühlte sich an wie strafversetzt. Doch intuitiv wusste ich, dass das der nächste notwendige Schritt war den ich tun musste um vom Fleck zu kommen. Schweren Herzens packte ich meine Koffer und rückte ein. Ich drückte meinen Mann, streichelte meine Katze und dann war ich auf mich gestellt. Wenn jetzt noch der Gefangenenchor von Nabucco gespielt worden wäre hätte das meine Stimmung perfekt wiedergegeben. Ihr seht – unsere Theaterzeit hat auch seine Spuren hinterlassen.

Beim einchecken musste ich mit Bedauern feststellen, dass ich nicht alleine ein Zimmer für mich hatte, sondern es mit einer weiteren Person teilen musste. Das war für mich auf den ersten

Blick inakzeptabel. Wo blieb meine Privatsphäre. Ich, wo ich doch so oft aufs Klo musste. Doch ich hatte mich ganz umsonst aufgeregt. Ich hatte die Rechnung ohne meine Engel gemacht. Die schickten mir nämlich eine ganz liebe Dame. Ich verstand mich auf Anhieb sehr gut mit ihr. Sie musste nicht oft aufs Klo und wenn war sie sehr schnell oder sie fragte mich vorher. Wir waren auch gleich alt und hatten allgemein viele Gemeinsamkeiten.

Am nächsten Tag erhielten wir unseren Wochenplan und der war ganz schön voll.

Nach zwei Wochen intensiver Gespräche und Therapien merkte ich schon eine kleine Verbesserung. Ich war

überglücklich. Eine Tablette war
schon weg.

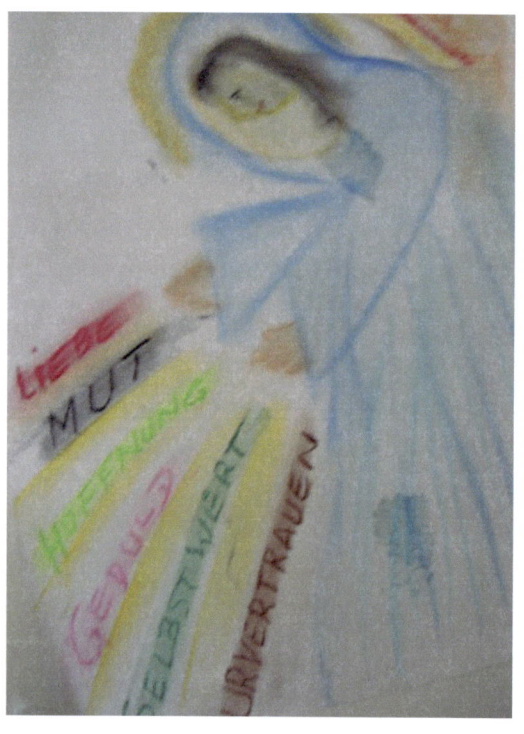

 Ich zog vor den Therapeuten
meinen Hut. Die fachliche
Kompetenz und die nötige
Menschlichkeit war umfangreich

gegeben. Ihr seht anhand dieses Bildes was inzwischen mit mir passiert ist. Es bedarf keiner großen Worte. Es spricht für sich.

Die Grundlage für die stationäre Aufnahme auf der Psychosomatik war die körperliche Abklärung der Schmerzen im Vorfeld. Es gab dort wie manche fälschlicherweise dachten, keine Massagen oder Physiotherapien. Eigentlich lernte man dort sich selbst zu helfen. Die vielen Skills (Werkzeuge) dienten dazu sich selber aus dem Gedankenrad zu katapultieren und sich Ablenkung vom Schmerz zu verschaffen. Ich bekam im Verlauf dieser acht Wochen einen ganzen Werkzeugkoffer in die Hand. Viele Übungen die man überall anwenden kann.

Jeder in der Gruppe konnte sich seinen Problemen stellen, sie ansprechen od. im Einzelgespräch bearbeiten. Alles war möglich. Das allerwichtigste für mich war jedoch dass ich mit meinen Problemen ernstgenommen wurde.

Auch körperliche Ertüchtigung war ein wichtiger Bestandteil um wieder zu Kräften zu kommen. Nicht dass ihr glaubt wir haben da jetzt Hochleistungssport betrieben. Nur keine Angst – alles im Bereich des machbaren. Hat Spaß gemacht. Unsere Bewegungstherapeutin betonte immer wieder darauf zu achten sich nicht zu überfordern. Pausen zu machen oder einfach aufzuhören. Auf die Atmung zu achten. Kein Gruppendenken, kein Gruppenzwang.

Eigenverantwortlich seinen Körper managen. Naja, dem inneren Schweinehund nicht immer gleich nachzugeben wäre schon ganz hilfreich.

Auch Kunst- und Musiktherapie stand auf dem Wochenplan. Darunter hatte ich mir was ganz anderes vorgestellt. Die erste Stunde dachte ich mir – was will der – reden oder spielen – ich glaube ich bin im falschen Film. Genauso ging es mir in der Kunst. Ich wollte sofort loslegen und etwas basteln oder malen. Auf jeden Fall wollte ich die kostbare Zeit sinnvoll nutzen. Das ging mir alles viel zu langsam. Immer nur reden. Sogar das Klogehen habe ich mir versagt. Ich hüpfte bereits von einem Beim auf das andere und schaute auf die Uhr. Der Therapeut fragte mich nach einer

Weile des Beobachtens ob ich
noch immer auf die Toilette
müsste und lächelte mich dabei
provokant an. Bis ich bemerkte
was für ein Trottel ich war, war die
Stunde vorbei. Diese Lektion hatte
ich gelernt. Prioritäten setzen !

Glaubt mir diese Therapeuten sind
schlaue Füchse. Die sind derartig
achtsam. Denen entgeht nichts
und du kannst ihnen kein A für ein
U vorgeben. Du kannst dich selber
belügen aber die nicht.

Jede weitere Stunde war für mich
sehr lehrreich und auch lustig. Ich
lernte den Umgang mit den
Begriffen STOP und NEIN. Ich
spielte in der Musiktherapie mit
Instrumenten wo ich weder den
Namen wusste noch jemals darauf
gespielt hatte. Wir versuchten nur
mittels dem Instrument unsere

Gefühle auszudrücken oder einen Dialog zum Mitpatienten herzustellen. Schlussendlich wurde aus der Therapiestunde eine Reise mit dem musikalischen Zug mit vielen Stationen. Auch in diesen Stunden bin ich wieder zum Alphatier mutiert. Alle hielten sich an mich. Ich habe es dem Therapeuten erklärt, dass ich mich nicht mehr über Leistung definieren möchte. Ich wünsche mir einmal in zweiter oder dritter Reihe zu stehen. Unauffällig.

Seine Antwort lautete: Sagen sie N E I N! Es liegt nicht an mir – es liegt an ihnen.

In den Basisgruppen gab es viele Themen. Z.B. Seine Grenzen zu erkennen, seinen Selbstwert zu steigern, Mut zu fassen, geduldiger und gelassener zu sein uvm.  All dies waren meine Themen.

Man vermittelte mir was ACHTSAMKEIT bedeutet. Achtsam zu sich selbst. Ich verstand zuerst nur Bahnhof. Ich dachte Achtsamkeit sei zu schauen ob von rechts oder von links ein Auto kommt. Aber ich wurde im Laufe meines Aufenthaltes eingehend, anhand von Beispielen, in die Materie eingeführt. Das war für mich unerforschtes Land. Ein simples Beispiel war:  Beschreibe einen Apfel – du hast 1 Stunde Zeit. Für mich klang das lächerlich. Ich brauche doch keine Stunde um einen Apfel zu beschreiben. Doch da wurde ich eines besseren belehrt. Nach einer Viertelstunde wollte ich ihn essen, nach einer halben Stunde wieder, doch es gab noch immer was am Apfel zu entdecken. Habt ihr den Sinn der Sache schon erkannt?  Das ist Achtsamkeit.

Ich machte auch nebenher als fortführendes Entspannungsprogramm Yoga. Ja ich machte es perfekt – wie immer. Doch entspannen konnte ich dabei nicht. Ich war für mein Alter noch sehr beweglich. Darauf war ich stolz. Doch was es bezwecken sollte, nämlich Entspannung,  hatte ich noch immer nicht erreicht.

Irgendwann kam mir dann die Erleuchtung. Ich habe mir damit zusätzliche Aufgaben auf die Schultern geladen. Anstatt in den Genuss zu kommen zog ich brav das Programm (1 Stunde) täglich durch. Es lenkte mich schon vom Schmerz ab aber zum Schluss war ich so fertig wie vorher und enttäuscht. Auf die Idee es zu kürzen oder auch abzuändern bin ich von selber nicht gekommen. Meine Erwartungen waren wieder zu hoch und meine Geduld zu niedrig.

Eine Achterbahn der Gefühle.

Auch der Zeitpunkt für meinen Aufenthalt in der Klinik war der Richtige. Ich hätte die Therapien und Gespräche in einem früheren, kritischen und instabilen Zustand nicht annehmen können. Da war ich ängstlich, unsicher, verzweifelt und hoffnungslos. Keine gute Basis. Zu dieser Erkenntnis bin ich für mich gekommen. Muss für niemand anderen passen.

Es ist schon schwer genug die sicheren vier Wände zu verlassen

und dieses Abenteuer zu wagen.
Für andere ist es vielleicht wichtig
das Nest zu verlassen um wieder
die Orientierung zu bekommen.

Mein Innerstes, das gut versteckt
war, wurde systematisch nach
außen gekehrt und noch
erstaunlicher war es für mich, dass
ich es zuließ.

Du wirst von Ärzten und
Therapeuten und den
Bezugsschwestern angehört,
provoziert (positiv) um dir dann
die nötige Erklärung zukommen zu
lassen. Du bekommst die nötige
Wertschätzung und jede Hilfe die
du brauchst.  Mir taten meinem
Selbstwert, der ohnehin auf Null
war, folgende Sätze taten irrsinnig
gut:

- ✓ Beginne dich selbst zu lieben
- ✓ Tu dir selbst gutes
- ✓ Ich bin ein wertvoller Mensch
- ✓ Sage öfter Nein, das möchte ich nicht

Grenze dich ab. Das stärkt das Bewusstsein und holt dich aus der Rolle des Opfers. Ich arbeitete Alles Punkt für Punkt durch. Ich stellte mich vor den Spiegel und schaute dabei dass mein Mann nicht in der Nähe war, denn sonst würde ich wieder nur ihn im Spiegel sehen, und außerdem kam ich mir dabei so lächerlich vor, und sagte zu mir - Ich liebe dich –

Sich selber zu lieben war mir theoretisch nicht fremd, doch erst nach den anderen. Ich tat mir auch selbst mal was Gutes, aber

erst nach den anderen. Dass ich
ein wertvoller Mensch bin bekam
ich öfter von anderen zu hören.
Nein sagen konnte ich gar nicht.
Abgrenzung war für mich nicht
mal ansatzweise erstrebenswert.
Es lief also vieles ganz, ganz schief.

Meine Ärztin fragte mich bei der
ersten Visite was meine Ziele zur
Beendigung des Aufenthaltes
seien. Spontan antwortete ich:
Schmerzfreiheit und keine
Tabletten mehr. Ebenso spontan
die Ärztin: Halt, halt … es sollten
schon realistische Ziele sein. Wenn
diese Erwartungen nicht eintreten
kommen sie wieder unter Druck
und es wird Frust und
Enttäuschung sein die sie ernten.
Ich war aber noch gar nicht fertig.
Da kam noch Mut, Geduld,
Selbstwert und wieder die Bitte an
den Herrgott: Lass mich mutig

Geduld üben und gleich wieder funktionieren. Es konnte mir gar nicht schnell genug gehen.

Es kristallisierte sich auch immer mehr heraus, dass ich in der Beziehung etwas verändern möchte. Das machte mir Angst. Wie fange ich es an ? Versteht er mich ? Ich will ihn auf keinen Fall verletzen. So lange Jahre sind wir schon ein Paar und alles lief wie auf Schiene. Doch genau das ist das Problem für mich. Ich möchte Weichen in andere Richtungen stellen.

Zum Beispiel: In Richtung Spaß. In Richtung Unüberlegtheit. In Richtung Spontanität. Ich wollte auch mal was Verbotenes oder Unsinniges tun. Ich möchte Tanzen, Singen, Spielen.

Und wieder tauchten Zweifel und Ängste in mir auf. Was erwartet mich und komme ich damit zurecht. Darf ich das oder ist es zu egoistisch. Schlägt mir Unverständnis entgegen oder verletzt er mich sogar. Doch ich war entschlossen es nicht länger vor mir herzuschieben. Ich musste all diese Dinge ansprechen. So nach dem Motto „ Wenn nicht jetzt, wann sonst".

Ich wagte es und siehe da. Alle meine Befürchtungen lösten sich im Nichts auf. Und wieder dieses dumme Hirnkino. Da fiel mir spontan der Satz ein den meine Bezugsschwester mir sagte: Ihr Mann kann ihre Gedanken nicht lesen auch wenn er sie noch so liebt. Es liegt an Ihnen sich mitzuteilen und ihre Bedürfnisse zu äußern. Und umgekehrt ist es genauso.

Alles Unausgesprochene stiftet nur Verwirrung. Also ihr seht, in meinem Falle ist es ohne Boxhandschuhe ausgegangen.

Für mich war dies das zweite „Ja, ich will" . Ich liebe meinen Mann über alles und jetzt bewahrheitete sich der Satz „ In guten wie in schlechten Tagen". Meine Wahrheit kannte ich doch seine hat er mir jetzt bewiesen.

Es stellt sich dann vielleicht für so manche die Frage  - kann ich das auch ? Was passiert mit mir wenn ich auf Gegenwehr stoße ? Sicher ist, dass es eine große Portion Mut benötigt. Aber auf jeden Fall werdet ihr staunen wie viele unnötige und unrealistische

Gedanken wir uns ständig ins Hirn pflanzen.

Ich machte mir ein Rezept:

Man nehme: 500 g Mut,
200 g Durch-
setzungskraft
200 g Stand-
festigkeit,
100g Geduld,
1 TL Gelassenheit,
eine Brise
Zaubersalz,
1 Fl. Sekt od. 2 Gläser Schnaps für die Feier des gelungenen Abschlusses und jede Menge Zeit für den Verwöhnungssex, sofern man dies möchte. Das war meine Version, ihr macht euch eure eigene.

Bei euch wird es prozentuell oder Zutatenmäßig anders aussehen. Es gibt kein Richtig oder Falsch. Nur eure Wahrnehmung zählt.

Und jetzt komme ich auf den Selbstwert und auf die Selbstliebe zu sprechen. Liebe dich selbst wie deinen Nächsten. Dieser Satz war mir geläufig. Anscheinend galt er für mich aber nicht. Und genau das musste sich ändern.

Ich war davon abhängig Lob, Anerkennung und Bestätigung in meinem Tun von Aussen zu bekommen. Keine Person sagt sich jeden Tag dass er ein wertvoller Mensch ist. Oder ? Ich fragte mich eher Warum ist das so. Warum gab ich mir nicht das Recht meine Bedürfnisse zu äußern und mehr noch sie auch durchzusetzen. Wer hat mir diese Erlaubnis zu geben?

Ich lasse euch diese Antwort offen. Ich für mich habe sie bereits gefunden und wende sie auch schon fleißig an.

Ich trage meine Verantwortung für mich ganz alleine. Ich bin mein eigener Chef. Niemand anderer wird für mich in die Presche springen.

Von der Chefetage in den Fitnessraum:

**Meditation** – ein großes Schlagwort. Jedes Mal wenn ich es probiert habe war ich anschließend noch mehr verkrampft weil ich in meinen Augen versagt habe. Ich konnte es einfach nicht.  Ich konnte mich nicht wegbeamen. Bei den anderen sieht das so einfach aus.

117

**PME** Progressive Muskelentspannung nach Jakobson. Sinn der Übung ist Muskeln anzuspannen um sie dann wieder lockerzulassen. Das ist eine tolle Sache. Ich habe es immer wieder versucht.

Aber selbst mit 1 Bier und einer Schlaftablette hätte ich es bis zum jetzigen Zeitpunkt nicht geschafft. Leute ich will damit sagen, dass nicht jede Methode und nicht jede Zeit die angeboten wird auch für euch passen muss. Zumindest nicht in jeder Phase. Horcht in euch hinein und schaut was ihr braucht. Seid offen für Neues. Gebt nicht auf, bleibt dran und sucht euch euren eigenen Weg.

Ich war manchmal geistig komplett überfordert. Somit bot sich an auf der körperlichen Ebene weiterzumachen. Ich kaufte mir Igelbälle, Ballancebälle, Terrabänder und trainierte meine vom Schmerz betroffenen Muskeln. Ich musste mir dabei ein guter Manager sein. Ich hatte wenig Kraft und die galt es gut einzuteilen. Auch hier ist es wichtig darauf zu schauen sich nicht wieder zu überfordern. Pausen machen! Stopp sagen – ich kann nicht mehr, Grenzen setzen – ich höre auf, Bedürfnisse äußern – ich brauche eine Pause.

Und so verliefen die Tage und es ging mir jeden Tag ein Stückchen besser, Zwei, drei Schritte nach vorne und dann auch wieder einen zurück. Auch das muss man annehmen lernen.

Aufschreiben was gelungen ist – sagte mir mein Hausverstand –

denn du merkst es dir momentan nicht. Es ist wichtig für später!

Auch zu Hause lief alles ganz gut ohne mich weiter. Stefan war schon ein perfekter Hausmann geworden. Kochen war sowieso seine Leidenschaft und auch Einkaufen konnte ich ihn schon alleine gehen lassen. Dieser Unterton hat seine Berechtigung und Vorgeschichten.

Denn, wenn ich meinen Mann zum Einkaufen mitnahm, musste ich anschließend einen Kredit aufnehmen. Er räumte ein und ich räumte aus. Das war für die Zuschauer ganz lustig aber für mich nicht. Da wurden dann aus 3 Tafeln Schokolade nur eine oder aus 1 kg Kekse ein halbes usw. .. Zum Schluss mussten wir dann auch schon schmunzeln weil wir mitbekamen wie sich die Leute mit uns amüsierten.  Wir harkten es dann unter „Wieder eine gute Tat, Leute zum Lachen gebracht" ab und gingen zur Kassa. Da fiel mir der Satz ein den ein Tourguide in Hamburg immer gerne sagte. Lassen sie sich von ihrem Mann die Kreditkarte geben und wir bringen sie garantiert zum glühen. Doch wer löscht dann den Brand wenn alles aus einer Tüte kommt.

Okay – dieses Thema hat sich von selber erledigt in dem ich meinem Mann mein Kostgeld das ich zur Verfügung habe übergab. Seitdem gibt es Angebote und Preisvergleiche.

Ich war sehr stolz und sehr erleichtert, dass er es so gut schaffte für sich und die Katze zu sorgen. Wenn er das liest, wird er wie ich meinen Mann kenne, mir einen gedanklichen, liebevollen Klaps verpassen.

Wenn ich dann an den Wochenenden nach Hause kam wurde ich von meinem Mann bekocht, von der Katze eine Zeitlang ignoriert und wenig später, nachdem ich sie mit essbarem geködert hatte in Beschlag genommen.

Anfangs machte ich denselben Fehler wieder ins alte Muster zu verfallen und alle anstehenden Arbeiten auf einmal erledigen zu wollen. Mein Mann versuchte mich ein zu bremsen, doch stur wie ich sein kann, gelang es ihm nicht immer. Doch die Strafe folgte stets auf dem Fuß (Schmerzen). Hilfe-ich glaube ich bin ein Masochist !

Und so vergingen die Wochen.
Anfangs dachte ich – oh Gott – 8
Wochen – der Wahnsinn – eine so
lange Zeit. Im Nachhinein
betrachtet ging es mir fast zu
schnell. Ich hatte auch immer im
Hinterkopf – werde ich auch ernst
genommen – werde ich nach
Hause geschickt – wirke ich zu
gesund. Es gab ja äußerlich keine
Anzeichen des Wahnsinns –
kleiner Scherz.

Dass man es mir nicht ansah wie
schlecht es mir ging war
jahrelanges Training. (Fassade).
Doch keine Angst – diese
Therapeuten und Schwestern sind
Profis.

Für mich wäre ein weiteres Mal
die Welt untergegangen. Ich wage
es nicht zu hinterfragen wo ich

ohne diese professionelle Hilfe wäre.

Jeden Mittwoch gingen Patienten nach Hause und es kamen neue dazu. Somit konnten wir den Erfolg der Therapie bei den anderen mit verfolgen. Die Neuen – wir nannten sie „Frischfleisch" – waren verängstigt und vollkommen fertig mit sich und der Welt. Lauter Häufchen Elend. Traurig ……….Wirkten wir damals auch so auf die „Alten" ?

Bei denen die nach Hause gingen sprach die Zuversicht aus den Augen. Natürlich nicht alle. Es gab auch welche die noch ein wenig Zeit brauchten. Man konnte auch verlängern. Man muss auch das Leben nach dem Krankenhausaufenthalt regeln.

Job   Jobverlust   Beziehung
Schulden   Existenzängste
Krankheit

Pflege Angehöriger   usw.


Apropos: Von meiner Mutter habe
ich schon lange nichts erzählt. Ich
bin mittlerweile überzeugt, dass
es das Beste war sie in andere
Hände zu geben (Altersheim). Sie
liebt mich deshalb noch genauso
viel wie vorher und wenn ich sie
jetzt besuche dann bin ich nicht
mehr in der Pflicht sondern in der
Freude. Ich genieße es mich zu ihr
ins Bett zu legen und an ihrer Seite
einzuschlafen. Manchmal nehme
ich auch meine Katze mit und die
übernimmt dann meinen Platz.
Beim Pennen natürlich.

Die letzten Tage im Krankenhaus waren Tage des Abschiednehmens und der Erinnerung der gemeinsam verbrachten Zeit. Man wünscht sich all das was glücklich macht und Mut zur Veränderung in Richtung genussvoll gelebtes Leben und das in vollen Zügen. Welcher Vollidiot hält uns eigentlich davon ab? Ich höre mich denken – wenn ich den erwische – eine leise Stimme im Ohr sagt: Nimm dich selber bei der Nase! Brauchst du eine Ritterrüstung oder schaffst du es auch ohne? Wie lange willst du eigentlich noch damit warten?

Gut – weiter ohne Abschweife. Mit manchen tauscht man Telefonnummer oder Adresse aus und verspricht sich ab und an zu melden. Es sind daraus auch schon Freundschaften entstanden. Doch meistens geht es für jeden alleine weiter. In seinem Leben. In der großen od. kleinen weiten Welt.

Ich beschloss am letzten Tag die Musiktherapie noch zu nutzen um mich beim Therapeuten persönlich zu verabschieden, da er in der Vorwoche krank war. Es war ein sehr bewegender und zugleich lustiger Abschied. Wir hatten ihm eigene Musikinstrumente gebastelt die natürlich auch eine Vorgeschichte hatten.

Zum Mittagessen hatte ich mir noch Lammfleisch mit Polenta-Roulade bestellt. Um 13 Uhr ließ ich mich von meinem Mann abholen.

Ab nach Hause in ein Leben mit Veränderungen zu deinem Besten. Sei mutig und vertraue darauf dass du es schaffst.

## Mein Therapieerfolg /erreichte Ziele

Ich war mehr als zufrieden obwohl ich noch 1 Tablette nehmen musste und der Schmerz nicht vollkommen weg war. Doch ich wusste WARUM und das war das Entscheidendste.

Ich brauchte mit der Zeit auch meine liebgewonnene Dinkelmaus (wärmendes Dinkelkernkissen) nicht mehr. Ich konnte mein Stromgerät (TENS) im Kasten verstauen und auch die Einreibungen waren nicht mehr von Nöten. Mein Mann atmete auf.

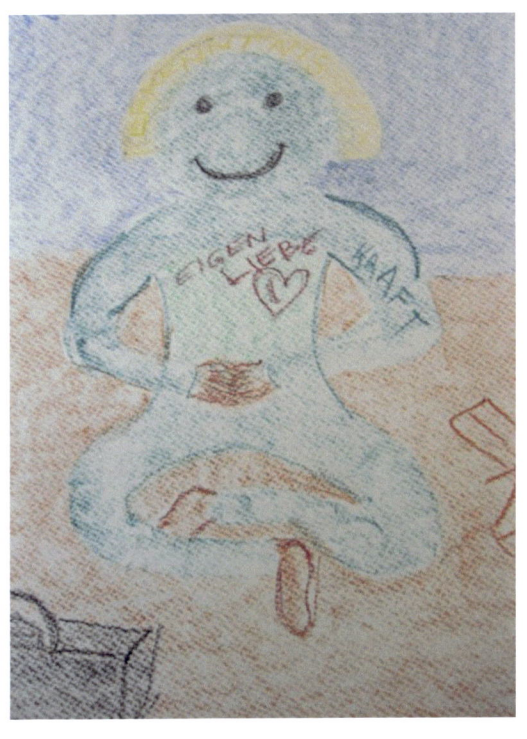

Und so gestärkt ging ich nach
Hause.


Was ich mir trotzdem weiterhin
gönne sind Massagen, viel Zeit für
Yoga, PME und schöne

Spaziergänge im Freien,
Entspannen, Lesen, Musik hören.

Wenn ihr beim Lesen gut
aufgepasst habt dann wisst ihr
welches Lebenselixier für mich
noch fehlte.

### TANZEN

Damit musste ich bis jetzt warten
da mir die Kraft und Ausdauer
noch fehlte. Doch ab jetzt wird es
für mich einmal in der Woche
Fixpunkt sein.

## Schlusswort

Das war meine Reise ins I C H wo
ich mich selber kennen und lieben
lernte. Ich habe alles ohne
Umschweife auf den Punkt

gebracht denn sonst wäre das Buch zu dick geworden. Man hat ja heutzutage keine Zeit zum Lesen.

Das könnt ihr ändern, das kostet auch nichts od. zumindest ganz wenig.

Wenn ich mich wiederholt haben sollte so war das meine Absicht denn dann war es für mich besonders wichtig.

Mein großer Dank gilt meinem Mann, der mit mir dies alles tapfer durchgestanden hat.  Meiner Tochter, meinem noch nicht legalem Schwiegersohn, meinen Freunden, meinen vielen Engeln, meinen Therapeuten und letztendlich meiner Katze.

Und merkt euch eins: Keiner, außer den Therapeuten und

Betroffenen, kann euch verstehen.
Und dennoch werden euch viele
fragen wie es euch geht. Diese
Frage habe ich immer gefürchtet
(Erklärungsbedarf). Doch ich habe
jetzt eine Antwort darauf.

„Danke, dass du dich erkundigst.
Ich wünsche dir von ganzem
Herzen dass du es nie verstehen
musst"

Nimm heraus was du brauchen
kannst und verwende es für dich.

Ein Sprichwort lautet:  Hilft es
nicht -   So schadet es nicht

Deine Lydia☺

Herstellung und Verlag:
BoD - Books on Demand, Norderstedt
ISBN 978-3-7357-4335-0